Laserterapia en dermatología

Láserterapia en dermatología

Dra. Silvia García Martínez

M. en C. Especialista de 2o. Grado en Dermatología
Responsable de Dermatología en la Clínica Central Cira García
Profesora Auxiliar de la Universidad de Ciencias Médicas Victoria de Girón
La Habana, Cuba.

Laserterapia en dermatología

Silvia García Martínez

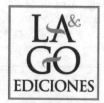

LA&GO EDICIONES

Supervisión y cotejo de la Obra:
LA&GO Ediciones, S.A. de C.V.

Diseño y diagramación electrónica:
LA&GO Ediciones, S.A. de C.V.

D.R. © 2013, Silvia García Martínez
Laserterapia en dermatología

D.R. © 2013, LA&GO Ediciones, S.A. de C.V.
Isabel La Católica No. 642
Col. Roma
64700 Monterrey, Nuevo León, México
Tel.: + 52 81 1234 0965
Correo electrónico: gustavogr@lagoediciones.com

ISBN 978-607-8236-09-1

Impreso en Monterrey, México
Printed in Monterrey, Mexico

Agradecimientos

A mis compañeros de trabajo
y a mi familia, que con mucha
paciencia me han apoyado
y han hecho posible la
terminación de esta obra.

• Presentación

Nuestro interés al realizar esta obra de *Laserterapia en dermatología* es dar a conocer nuestras experiencias en relación con este tipo de tratamiento físico, además de realizar una revisión bibliográfica del mismo.

Esta terapia puede ser utilizada en un gran número de afecciones cutáneas y ser incorporada en la práctica dermatológica en consultas de tratamientos dermatológicos especializados, ya disponibles en numerosos centros de salud y hospitales de América Latina.

Con este trabajo se desea contribuir para que los médicos, técnicos y especialistas dermatólogos que apliquen este tratamiento puedan conocer los conceptos fundamentales para llevar a cabo una correcta terapia, por lo que se han incorporado las experiencias que podrían ser de interés práctico en el momento de comenzar a trabajar con estos equipos.

Para una mejor comprensión, esta obra se divide en tres capítulos:

1. *Generalidades del láser*. Aquí se aborda el concepto del láser y a su dosimetría, lo cual es de suma importancia para utilizar la terapia láser correctamente.

2. *Antes de iniciar los tratamientos*. Aquí se incluyen las contraindicaciones y sensibilización de esta terapia, así como la confección de fichas de tratamiento para llevar un registro correcto de los datos sobre la aplicación de la terapia.

3. *Tratamientos e investigaciones*. Consta de una descripción de los tratamientos utilizados por la autora y distintos profesionales de las técnicas láser en afecciones dermatológicas. Para ello se presentan tablas donde se integran las diferentes opiniones y criterios en una sola opción resumida.

Por último, se subraya que con esta obra también se pretende que las dosificaciones y técnicas expuestas en este libro sean mejoradas con las experiencias de los profesionales que las utilicen en su práctica diaria.

• Índice

Capítulo 1
Generalidades
del láser

1.1 Concepto y clasificación de láser

La palabra láser es una sigla que corresponde a los vocablos ingleses *"Light Amplification by Stimulated Emission of Radiation"* que traducidos al español quieren decir, **"Luz amplificada por emisión estimulada de radiación"**, y este fenómeno se basa en los principios teóricos postulados por Albert Einstein en 1917, a través del cual se obtiene una luz con propiedades específicas, muy diferente a la luz ordinaria y con un alto grado de concentración energética.

El punto de vista actual de los físicos es aceptar el hecho de que la luz parece tener una doble naturaleza. Los fenómenos de propagación de la luz encuentran su mejor explicación dentro de la teoría ondulatoria electromagnética, mientras que la acción mutua entre la luz y la materia, en los procesos de absorción y emisión, es un fenómeno corpuscular. La expresión *luz* se utiliza en un sentido puramente objetivo o físico, haciendo referencia a ondas electromagnéticas o a fotones.

También se usa en sentido fisiológico o subjetivo para referirse a la sensación en la conciencia de un observador humano cuando llegan a su retina ondas electromagnéticas o fotones.

Un comité de la *Optical Society of America* ha propuesto una definición que combina los dos aspectos anteriores, objetivo y subjetivo, llamados psicofísicos: "La luz es aquel aspecto de la energía radiante que un observador humano percibe a través de las sensaciones visuales producidas por el estimulo de la retina del ojo".

Sin embargo, existen dispositivos que convierten energía eléctrica en energía radiante con longitud de onda muy cercana al espectro visible, ubicada en la zona del infrarrojo de una manera especial.

Estos dispositivos se conocen como **láser (amplificación de la luz por radiación estimulada)** y sus características son diferentes de las radiaciones lumínicas.

a) **Monocromaticidad**: el láser irradia en una única longitud de onda.
b) **Direccionalidad**: si bien el láser no se dispersa como otras fuentes lumínicas, sino que se propaga en forma de rayos paralelos cuando se usan ópticas adecuadas, el diodo láser de As Ga que se fabrica, genera una pequeña dispersión de esos rayos no paralelos, lo que posibilita el tratamiento de determinadas áreas si se aleja el puntal de la superficie de la piel.
c) **Coherencia**: las ondas luminosas del láser están en fase entre sí, es decir, tienen el mismo frente de onda, lo que implica un mayor rendimiento lumínico.

Leyes que rigen los efectos de la radiación láser

1. **Ley del coseno**: toda radiación electromagnética que es inducida en los tejidos debe ir perpendicular al láser.

2. **Principio de Lembert:** la cantidad de energía que absorben los tejidos están acordes al daño tisular (necesidades de las células). Si se aporta mayor cantidad de energía que la necesitada por el tejido, aparece dolor entre la tercera y cuarta sesión de tratamiento por recalentamiento de los mismos.

3. **Principio de Arnoot-Schultz:** no se pueden producir reacciones o cambios en los tejidos si la energía absorbida es insuficiente para lograr la estimulación de los mismos.

4. **Ley de Grothus-Draper:** si la energía no se absorbe a nivel tisular se trasmite a capas más profundas. Cuanto mayor sea la energía absorbida menor será la energía trasmitida y la penetración.

La radiación es el proceso mediante el cual las diferentes formas de energía viajan a través del espacio.

El objetivo de las radiaciones electromagnéticas es aplicar una energía al tejido para que realice sus funciones vitales normales. Esto se produce sólo cuando la energía es absorbida por el tejido.

El rayo láser es coherente, monocromático (una sola longitud de onda) con escasa divergencia y brillantez.

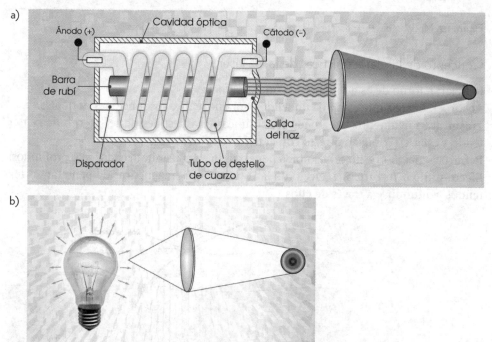

Figura 1.1. Comparación del rayo láser (a) con la luz de una lámpara (b) .

A diferencia de esta otra luz, que es policromática e incoherente con divergencia de 360 grados.

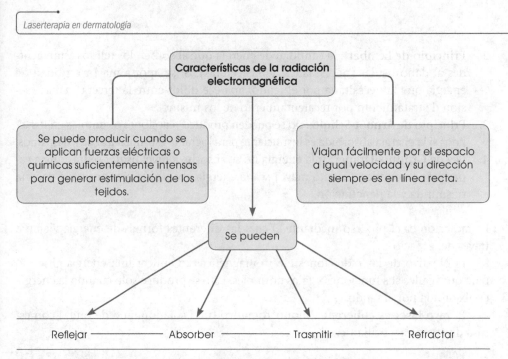

Figura 1.2. Modalidades terapéuticas relacionadas con el espectro electromagnético.

Concepto de las características de la luz láser

Reflejar: retorno de esta onda desde una superficie.

Absorber: energía que estimula un tejido para que realice sus funciones normales.

Trasmitir: movimiento que puede ser en línea recta después de ser absorbida por el tejido y estar en contacto directo con el tejido o refractarse.

Refractar: energía que no es absorbida por el tejido y se trasmite a tejidos más profundos.

Efecto difusor o *scattering*: efecto de las ondas electromagnéticas de penetrar en los tejidos y difundirse a través de ellos.

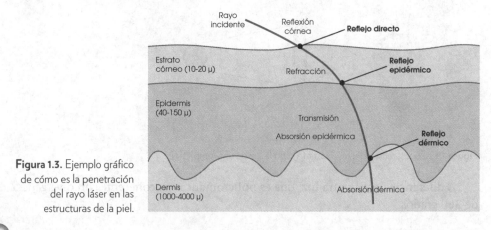

Figura 1.3. Ejemplo gráfico de cómo es la penetración del rayo láser en las estructuras de la piel.

Clasificación de los tipos de láser para su uso y seguridad

Clase I (láser libre)
Se consideran no peligrosos para el organismo todos los láseres invisibles con una potencia media de salida de 1 mW o menos; láseres de AsGa con una longitud de onda entre 820 y 910 nm.

Clase II (láser de baja potencia)
Son peligrosos sólo si se mantiene la mirada fija sobre la fuente. Incluye los láseres HeNe (visibles) con una potencia media de salida de hasta 5 mW.

Clase III (láser de riesgo moderado)
Son aquellos que pueden provocar lesión en la retina durante el tiempo normal de reacción. Tanto el paciente como el operador deben utilizar gafas protectoras. Incluye los láseres de potencia media de salida entre 5 y 50 mW.

Clase IV (láser de alta potencia)
Presentan un riesgo elevado de lesión, pueden producir combustión de materiales, inflamación, reflexión difusa con daños a los ojos y piel por exposición directa.

Tipos de láser de baja potencia terapéuticos (LBPT)

Los diversos tipos de láser se clasifican en dos grandes grupos:

a) Láser de baja densidad de potencia o LLLT.

b) Láser de alta densidad de potencia o quirúrgicos.

Al primer grupo podemos dividirlo en:

a) Láseres de baja potencia terapéuticos o médicos.

b) Láseres de baja potencia para diagnóstico.

Los láseres más usados en medicina según su potencia se clasifican en:

Potencia de salida:
— Baja potencia → < 2 mW (terapéuticos).
— Media potencia → 5 y 100 mW (terapéuticos).
— Alta potencia → ≫ 100 mW (quirúrgicos).

Medio activo:
— Sólidos → AsGa (diodos láser).
— Líquidos
— Gaseosos → HeNe (Helio-Neón)

Tipo de emisión:
— Continua → HeNe

Los láseres de baja potencia terapéuticos son aquellos que no atentan contra la vida celular. Estos láseres se construyen en equipos de tamaño pequeño y son fácilmente transportables. Tiene un efecto analgésico, antiinflamatorio y bioestimulante a través de un incremento del trofismo celular y de la microcirculación local, acelerando la velocidad de cicatrización de heridas, así como la reducción del edema e inflamación postoperatoria. Sus principales aplicaciones son en lesiones aftosas y herpéticas, neuralgia del trigémino, disfunción de ATM, parálisis facial, lesiones periapicales, bioestimulación ósea, etc.

Los láseres más usados con fines terapéuticos son:

- **Láser HeNe:** láser atómico que puede generar varias longitudes de ondas, pero la más usada es 632,8 nm (rojo). Está compuesto por dos gases nobles con predominio del Helio (90%) frente al Neón (10%).
- **Láser semiconductor:** aquellas sustancias que sin ser aislantes poseen conductividad menor a los metales **As Ga** (arseniuro de galio), rango de luz visible de 630 a 810 nm.

La luz láser emitida por el dispositivo HeNe en el rojo visible, posee una longitud de onda $\lambda = 632.8$ nm. Su radiación es continua y penetra como máximo hasta unos 7 mm de espesor a partir de la epidermis. Se utiliza para toda clase de problemas dérmicos por su efecto antiinflamatorio y como láser puntura. Posee también acción analgésica, pero por su poca profundidad de penetración se limita a problemas superficiales, puntos de acupuntura y/o puntos *triggers*.

La luz infrarroja comprende una sola frecuencia que normalmente depende de los elementos activos del semiconductor. Es una longitud de onda (corriente que en el mercado es de 904 nm) que supera la barrera cutánea y subcutánea penetrando cerca de 35mm. Su emisión es pulsátil y emite picos de alta potencia en fracciones de segundo.

Sus indicaciones se orientan hacia problemas más profundos de tipo analgésico o antiinflamatorio y se utiliza en puntos de acupuntura. Tiene el inconveniente que a diferencia de la casi perfecta direccionalidad del láser rojo, posee un cierto ángulo de dispersión (entre 9 y 15 grados).

Es necesario cumplir con las medidas de seguridad para el uso del equipo láser para poder obtener los resultados deseados,sin daño para el operario ni para el paciente. (Ver figura 1.4).

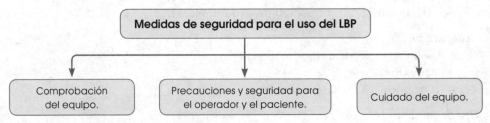

Figura 1.4. Medidas de seguridad para el uso del equipo láser.

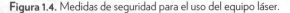

Hay equipos láser de producción nacional con las características generales de todos los láseres de baja potencia y son los que utilizamos en el trabajo diario en la Clínica Central Cira García, así como en las diferentes unidades asistenciales; policlínicos y departamentos de fisioterapia de los Hospitales Nacionales.

Entre los láseres de baja potencia tenemos los de Ga Al As, Ga As, He Ne. A continuación exponemos las especificaciones de los láseres que son producidos en el Departamento de Láser del Centro Nacional de Energía (CEADEN) de Cuba.

Especificaciones de los equipos láser utilizados en el país

Lasermed 401 (diodo semiconductor): infrarrojo. Abarca todos los campos de la medicina.

- Tipo de láser: As Ga (arseniuro de galio)
- Clase: III
- Longitud de onda: 904 nm (infrarrojo)
- Potencia media máxima de salida: 7.0 mW
- Duración del impulso: 200 ns
- Modo de emisión: pulsado
- Spot de salida: 0.031 cm²

Fisser 21 Unidad de control diodo de láser.

- Tipo de láser: Al Ga As
- Clase: III B según CIE 825
- Longitud de onda: 650 nm (rojo) y 780 nm (infrarrojo)
- Potencia máxima de salida: 20.40 mW
- Modo de emisión: continuo
- Tiempo programable: 1s -19:59 minutos. Pasos 1-s

Lasermed 830 dl (diodo semiconductor):

- Tipo de láser: Al Ga As
- Clase: III
- Longitud de onda: 830 nm (infrarrojo)
- Potencia máxima de salida: 30 mW
- Modo de emisión: continuo

Fisser 25 Equipo portátil que se utiliza para la fisioterapia.

- Tipo de láser: diodo semiconductor.
- Clase: III B (según CIE 825)
- Longitud de onda: 650 nm
- Potencia máxima de salida: 20 mW
- Modo de emisión: continuo
- Spot de salida: 0.0078 cm²

Fisser III

- Tipo de láser: HeNe
- Clase: III
- Longitud de onda: 632.8 nm (rojo)
- Potencia máxima de salida: 25 mW
- Modo de emisión: continuo
- Spot de salida: 0.126 cm²

Fisser FS 205. Aplicación en salud humana, animal o vegetal. Calcula la dosis de energía aplicada automáticamente y el teclado es de fácil manipulación .Utiliza un micro controlador de gran confiabilidad y prestación.

- Tipo de láser: semiconductor
- Tiempo de tratamiento: 1 segundo a 20 minutos
- Señalización: pantalla alfanumérica
- Frecuencia modulada: 1 a 100 Hz

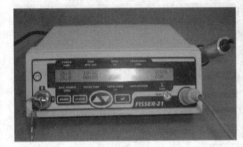

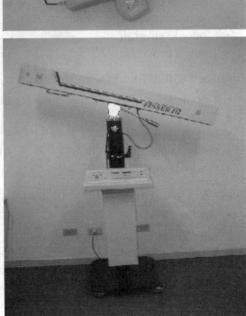

Figuras 1.5, 1.6 y 1.7. Ejemplos de equipos láser de producción nacional.

1.2 Mecanismos de acción terapéutica del láser de baja intensidad

La acción biológica del láser depende de su longitud de onda, intensidad de radiación, energía total de acción y de la capacidad óptica de los tejidos irradiados.

La baja intensidad de radiación de los láseres semiconductores presentan una gran actividad bioestimuladora, como resultado de un amplio espectro de reacciones foto-físicas y fotoquímicas. (Ver figura 1.8).

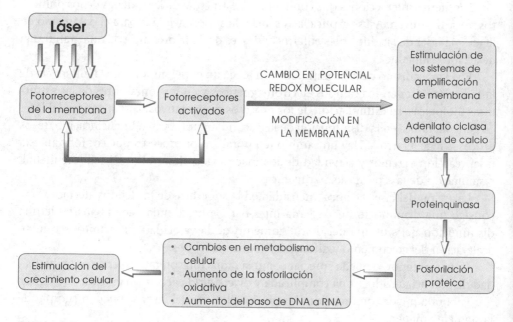

Figura 1.8. Esquema de la actividad bioestimuladora del láser.

Se considera que la radiación láser es absorbida por las moléculas fotocrómicas sensibles a la acción de la luz, posteriormente los fotocromos pasan a un estado cualitativo nuevo de activación, esta energía la trasmiten a otros fotocromos que no tienen tropismo a la luz, con lo cual inducen a cambios en las estructuras de los biopolímeros, membranas y otros complejos supramoleculares, activando los principales fermentos del metabolismo intracelular, básicamente los fermentos del metabolismo energético de la célula, (Ejemplo la glucosa-6-fosfatasa, ATP-asa, adenilatociclasa, etc.), fermentos de la cadena respiratoria (citocromoxidasa y citocromos, así como el oxígeno, hemoglobina, radicales oxigenados, lípidos y proteínas de transporte). La activación de los fermentos conlleva al aumento de ATP en las células, aumento de los procesos de biosíntesis, estimulación de la mitosis, aumento en la velocidad de reparación y duplicación del material genético de la célula.

En diferentes investigaciones se ha demostrado que el efecto de estimulación depende del estado funcional del tejido biológico. Particularmente quedó demostrado que el método de tratamiento ofrecido es muy efectivo en los estados de bajo nivel funcional de los tejidos, como en los diferentes casos degenerativos y distróficos de algunas patologías.

Debido a la poca energía cuántica de la radiación del láser infrarrojo se presenta un efecto fotoquímico, que lleva a los componentes críticos de las moléculas a un nuevo estado de configuración y con otra capacidad de reacción.

Las fuertes interacciones que configuran la estructura de las cadenas de los polímeros no se destruyen. Así se explica la ausencia de acción negativa para el organismo en la terapia láser de las diferentes enfermedades, es decir, la presencia de una gran franja de acción terapéutica.

En el mecanismo de la bioestimulación juega un papel importante la influencia de la radiación láser en los campos electromagnéticos y en los iones libres de las estructuras biológicas. La estimulación de los procesos regenerativos bajo la acción del láser en general, radica en la disminución de la fase inflamatoria y una intensificación de los procesos regenerativos. Hay un cambio temporal en los procesos que conforman esta fase: reacción vascular y actividad de los macrófagos, desarrollo del tejido epitelial, restauración de la especificación orgánica.

La acción del láser de poca intensidad en la superficie de los tejidos afectados trae consigo una disminución del edema intersticial e intracelular, acompañada de una disminución del síntoma del dolor, aumento de la velocidad en la mitosis celular, aceleración del crecimiento y diferenciación de los tejidos.

Con lo anterior se puede apreciar cómo la radiación con rayo láser de poca intensidad de potencia produce una complicada y diversificada acción en el tejido biológico.

Para una mejor comprensión, los efectos clínicos del láser se pueden agrupar de la siguiente manera:

1. Cómo resultado de la disminución de la sensibilidad receptiva del edema intersticial y de la tensión de los tejidos se presenta un **efecto analgésico.**
2. La disminución de la fase de inflamación y edemas de los tejidos nos da cómo resultado un **efecto antiinflamatorio y antiedémico**.
3. La aceleración de la velocidad de circulación sanguínea y aumento de la formación de las colaterales, estimula la microcirculación, lo que indica que la aceleración de las reacciones metabólicas y mitósicas de las células permite **el proceso de reparación regenerativa fisiológica.**
4. Muchos autores constatan el **efecto desensibilizador**, aumento de los factores locales y generales de la defensa inmunológica y del sistema antioxidante.

Los efectos biológicos de la aplicación de la energía láser se agrupan en primarios o locales, indirectos y/o a distancia, terapéuticos y fotobiológicos a profundidad.

Efectos primarios o locales

Se producen a nivel de la célula, dentro de las mitocondrias, en sus estructuras respiratorias (citocromos) en donde se absorbe la luz para aportar más energía al ciclo de Krebs (150% de energía). Todos los oligoelementos son fotorreceptores:

- **Bioeléctrico**
- **Bioenergético**
- **Bioquímico**

Las acciones bioquímicas más importantes son el aumento del AMP que favorece el paso de ADP a ATP a nivel de la mitocondria y aumenta la velocidad de síntesis de ADN y ARN con la formación de neuropéptidos, modulando la transmisión del estímulo doloroso al actuar sobre la sustancia P.

Interfiere en la síntesis de prostaglandinas y favorece la formación de prostaciclinas (inhibe el paso de prostaglandinas 1 a prostaglandinas 2).

Aumento de la actividad del succinato deshidrogenasa y lactatos (metabolitos de desecho) y los fibroblastos, estimulando la formación del colágeno y del metabolismo celular, produciendo cambios en el perfil inmunológico: apertura del esfínter precapilar, donde viajan los linfocitos T2 y T4 y leucocitos.

Efectos indirectos y/o distancia

Estimulan la microcirculación. El láser actúa a través de mediadores químicos (histamina) para provocar una vaso-dilatación local, favoreciendo el aporte de nutrientes y oxígeno a la zona dañada (actúa como un biomodulador o normalizante celular). Ver el esquema de la figura 1.9.

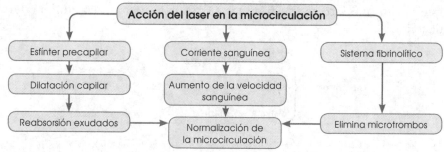

Figura 1.9. Acción del láser en la microcirculación.

Estimulan el trofismo celular. Existe regeneración del tejido de granulación en heridas y úlceras, regeneración de fibras nerviosas, neoformación de vasos sanguíneos, tejido óseo y activación del bulbo piloso.

Aumento de la capacidad defensiva. Se incrementa la capacidad defensiva (fagocitaria) de linfocitos y macrófagos.

Efectos terapéuticos

Antiinflamatorio

Existe un incremento de la fosforilación oxidativa mitocondrial con el consiguiente aumento de la síntesis de ATP, entre la tercera y quinta sesión de tratamiento. Normaliza la microcirculación, favorece la vaso dilatación capilar y acelera la regeneración de vasos linfáticos aumentando el drenaje de la zona inflamada. También ayuda a la fibrinólisis, ya que interactúa sobre procesos de tabicación. Hay por consiguiente una estimulación de las defensas humorales (producción de linfocitos T y B) y la actividad fagocitaría de los macrófagos.

Analgésico

Estos efectos pueden durar de 18 a 24 horas. Se estimula la producción de prostaciclinas que evitan la conducción del estímulo doloroso. Interfiere en el mensaje eléctrico a nivel local inhibiendo la trasmisión del dolor. Equilibra el potencial de membrana en reposo basado en lo anterior. Estimula la formación de encefalinas y endorfinas y la posible interacción de éstas con la sustancia P (proteína de los tejidos), con el consiguiente estímulo de los receptores antidolorosos morfínicos. Actúa sobre las fibras gruesas táctiles buscando el aumento del umbral doloroso y bloquea las fibras finas de conducción rápida y cuando el dolor se acompaña de inflamación local con estímulo de la microcirculación.

Bioestimulante y trófico

Hay un aumento del índice de mitosis celular. Activa la síntesis proteica y por lo tanto la función celular. Activa los fibroblastos y la formación de fibras del colágeno con la consiguiente estimulación de los procesos de epitelización tanto en piel como en otros tejidos.

Efectos fotobiológicos en profundidad

En este cuadro sinóptico se sintetizan los efectos que se producen a nivel celular y circulatorio.

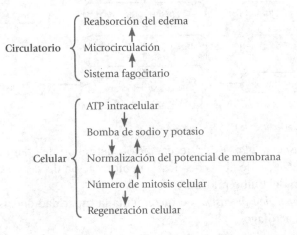

Los mecanismos de cicatrización por láser se producen por aumento y estímulo sobre las estructuras de la piel con alteraciones a nivel celular y tisular dando lugar a:

- Liberación de sustancias vaso activas.
- Aumento de microcirculación local.
- Aumento de la síntesis de ATP.
- Aumento del índice de mitosis celular.
- Estímulo de la producción de colágeno.
- Conversión de fibroblastos en miofibroblastos.

Las moléculas fotorreceptoras o moléculas "dianas" de la radiación láser de los tejidos animales superiores se localizan en diferentes partes de las células, esto facilita la absorción de la radiación láser.

En seguida relacionamos dónde se pueden localizar a nivel celular las moléculas fotorreceptoras en tejidos de animales superiores.

Moléculas	Localización celular
• Rodopsina	Membrana plasmática
• Hemoproteínas	Citoplasma
• Flavoproteínas	Membrana plasmática - mitocondria
• Cuproproteínas	Citoplasma - mitocondria
• Citocromoxidasa	Mitocondria
• Catalasa	Citoplasma – mitocondria

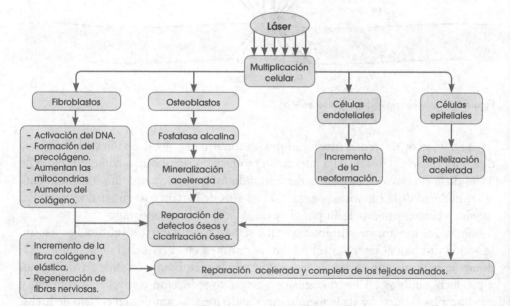

Figura 1.10. Esquema del efecto regenerador tisular del láser.

Como se observa en el esquema anterior (figura 1.10), la terapia láser incrementa la multiplicación celular con los cambios a nivel celular de la fibra colágeno lo que da lugar a cambios a nivel celular y mitocondrial que ayudan a la reparación de los tejidos dañados.

Para comprender todo ello es importante que se entienda cómo penetra y se refleja en los tejidos el rayo láser. La radiación láser sufre una dispersión que se acrecienta a medida que atraviesa el tejido con la consiguiente pérdida de energía.

Esa dispersión se produce debido a las reflexiones del rayo láser en las distintas partes constitutivas de las células. La pérdida de energía debe compensarse con un mayor tiempo de aplicación si se quiere tener efectos apreciables a grandes profundidades.

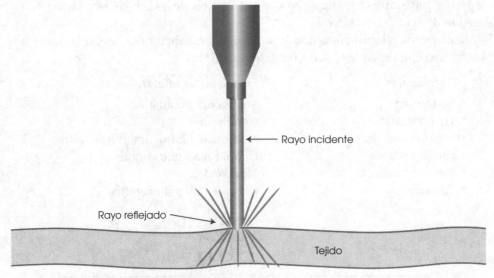

Figura 1.11. La penetración del rayo láser en el tejido.

El trabajo de diferentes investigadores ha confirmado que la acción en los órganos de la visión con el láser de baja intensidad produce un significativo aumento (hasta de 30%) de la circulación sanguínea, demostrando así que el fotoestímulo láser aumenta la sensibilidad de la capacidad de reacción a la luz de la retina, lo que se documentó al registrar el incremento de la amplitud de onda en el electroretinograma.

Entre los mecanismos hipotéticos que se han formulado a nivel biológico sobre la acción directa del láser a nivel celular, se resumen en el esquema de la figura 1.12, donde la estimulación de los fotorreceptores de la membrana, una vez activados, van a producir cambios en los mecanismos de óxido-reducción a nivel mitocondrial y modificar las estructuras de la membrana, dando lugar a cambios en el ciclo de Krebs, que conducen al crecimiento celular.

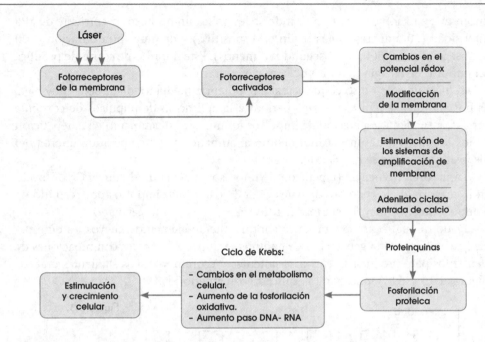

Figura 1.12. Mecanismo hipotético de la acción biológica del láser de baja potencia.

1.3 Dosimetría en láser

La cantidad de energía suministrada a los tejidos de acuerdo a las especificaciones preestablecidas es lo que se llama **dosimetría** y es lo que permite al terapeuta conocer en forma precisa qué es lo que se aplica al paciente y cuál es la eficacia obtenida.

En los siguientes ejemplos se muestra, de forma meramente indicativa, la densidad de energía que se requiere según el tipo de efecto. Podemos decir que éstas son las cantidades más aceptadas:

Efecto antiinflamatorio:

- Agudos y subagudos: 1 a 6 J/ cm^2
- Crónicos: 4 a 8 J/ cm^2

Efecto eutrófico: 3 a 6 J/ cm^2

Efecto circulatorio: 1 a 3 J/ cm^2

Efecto antiálgico: 2 a 4 J/ cm^2

Destacamos nuevamente que estos valores son referenciales, siendo el profesional actuante el que determine, para cada paciente, la dosis correcta a utilizar. Sin entrar en la física de la emisión láser podemos decir que los dispositivos generadores de láser actuales (empleados en fisioterapia), son elementos semiconductores que producen una emisión de este tipo cuando se les aplica un impulso de corriente de alta intensidad (20 amperes o más según el dispositivo) y de muy corta duración (200 nanosegundos = 0.000,000,2 segundos o menos). Este impulso de corriente produce un impulso de energía lumínica de la misma duración.

Si fuera un solo pulso el que actuara, la potencia media irradiada sería muy baja. Es por ello que se repite en forma periódica la aplicación de impulsos de corriente con la consiguiente generación de impulsos lumínicos. Este aumento en la repetición de los impulsos tiene un máximo debido al aumento de la temperatura interna del dispositivo (esto no se refleja exteriormente).

La máxima frecuencia (repetición de impulsos) para el diodo de As Ga utilizado en la mayoría de los equipos actuales es de 5 kHz (5000 impulsos por segundo de tiempo). Una tasa mayor deterioraría físicamente al elemento generador.

Dado que la tecnología produce continuamente elementos nuevos, es de esperar que en la próxima generación de equipos se utilicen diferentes combinaciones de elementos para producir láseres más potentes y económicos. Los siguientes gráficos (figuras 1.13 y 1.14) muestran lo explicado con anterioridad.

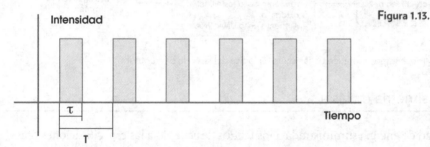

Figura 1.13.

Si el tiempo en que el láser conduce lo llamamos τ, y al intervalo entre pulsos T, es evidente que la energía media irradiada será mayor, cuanto más cerca estén los impulsos entre sí (T menor).

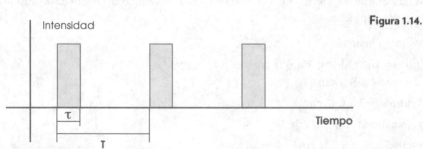

Figura 1.14.

Por ejemplo, si encendiéramos una lámpara durante un segundo y la dejáramos apagada diez segundos, la sensación lumínica sería pobre y probablemente no llegaríamos a percibir algo. Por el contrario, si la dejáramos encendida los diez segundos, la iluminación sería total.

Situándonos en casos intermedios podríamos prender y apagar cada segundo, con lo cual, la energía lumínica tomaría también un valor intermedio que sería función del ciclo de actividad desarrollado ($\delta = \tau/T$).

Lo mismo ocurre con el láser: al disminuir el intervalo entre pulsos, la potencia irradiada será mayor. Disminuir el intervalo, significa aumentar la frecuencia con la que se producen los pulsos.

La potencia luminosa irradiada por el láser en el momento en que está irradiando se denomina: potencia pico. La potencia eléctrica entregada al diodo en ese instante puede llegar a 100 watts en algunos puntales.

Por las características de los diodos de As Ga actuales, la duración τ de conducción debe ser de 200 ns (0.000,000,2 s) como máximo. Este tiempo es fijo y no tiene sentido reducirlo. Tampoco se puede aumentar ya que el elemento semiconductor fue diseñado con esas características.

Por consiguiente, la potencia media es:

$$\text{Pot.}_{media} = \text{Pot.}_{pico} \times \delta = \text{Pot.}_{pico} \times \tau / T$$

Dado que $T = 1/f$, donde f = frecuencia de repetición de los impulsos.

Para una frecuencia = 5000 Hz o 5000 ciclos/segundo (este es el valor máximo permitido para este caso).

$$\text{Pot.}_{media} = \text{Pot.}_{pico} \times \tau \times f = 100 \text{ watts} \times 0.000,000,2 \text{ s} \times 5000 \text{ c/s} =$$
$$0.1 \text{ watts} = 100 \text{ miliwatts}$$

Es decir, La potencia media es directamente proporcional a la frecuencia de repetición de los impulsos. Si la frecuencia disminuye, también disminuirá la potencia media.

Como ejemplo de lo dicho, tenemos para una frecuencia de 1 kHz (1000 ciclos por segundo).

$$\text{Pot.}_{media} = \text{Pot.}_{pico} \times \tau \times f = 100 \text{ watts} \times 0.000,000,2 \text{ s} \times 1000 \text{ c/s} =$$
$$0.1 \text{ watts} = 20 \text{ miliwatts}.$$

Los diodos láser usados en la mayoría de los puntales actuales producen los siguientes flujos luminosos en función del elemento semiconductor de As Ga:

Tipo de dispositivo	Corriente máxima (amperes)	Potencia máxima de flujo radiante de salida (watts)
SG2001A	10	9
SG2002A	10	9
SG2003A	25	18
SG2004A	25	18
SG2005A	20	18
SG2006A	40	27
SG2007A	40	27
SG2009A	75	48
SG2010A	75	48
SG2012A	100	72

Figura 1.15.

En el tipo de dispositivo se indica el nombre del elemento semiconductor (este elemento es el diodo emisor láser que va colocado en el puntal de aplicación). En la columna de la derecha se indica la máxima salida de pico que puede producir el elemento semiconductor (figura 1.15).

Así, un diodo SG2007A puede producir una potencia de pico máxima de 27 watts de flujo radiante de salida.

A una frecuencia de 5 kHz (5000 c/s), la potencia media máxima sería:

$$\text{Pot.}_{media} = \text{Pot.}_{pico} \times \tau \times f = 27 \text{ watts} \times 0.000,000,2 \text{ s} \times 5000 \text{ c/s} =$$
$$0.027 \text{ watts} = 27 \text{ miliwatts.}$$

A una frecuencia de 50 c/s:

$$\text{Pot.}_{media} = \text{Pot.}_{pico} \times \tau \times f = 27 \text{ watts} \times 0.000,000,2 \text{ s} \times 50 \text{ c/s} =$$
$$0.00027 \text{ watts} = 270 \text{ } \mu W \text{ (microwatts).}$$

La cantidad de energía aportada a un sistema dependerá del tiempo transcurrido; por consiguiente, a mayor tiempo, mayor es la energía puesta en juego.

$E = \text{Pot.}_{media} \times t$

$E = $ Energía (en joules)

$\text{Pot.}_{media} = $ Potencia media (en watts)

$t = $ Tiempo (en segundos)

Para los ejemplos anteriores y suponiendo un tiempo de 300 segundos (5 minutos), la energía puesta en juego será:

$f = 5$ kHz

$E = 0.027 \text{ W} \times 300 \text{ s} = 8.1 \text{ joules}$

Si el tiempo transcurrido fuese de 30 minutos (1800 segundos):

$E = 0.027 \text{ W} \times 1800 \text{ s} = 48.6 \text{ joules}$

1.4 Densidad de energía del láser

Se define como *densidad de energía* a la energía aplicada por unidad de superficie.

$D = E/S$

$D = \text{Pot.}_{media} \times t \ / \ S$

$S = $ Superficie de irradiación (cm^2)

Dada una determinada energía irradiada, se puede calcular la densidad de energía si se conoce la superficie de irradiación.

Para un puntal común con un elemento de As Ga, SG2007A como emisor láser, la superficie irradiada es de 0.046 cm^2 sobre el elemento semiconductor (con el puntal apoyado sobre la piel) La densidad de energía en este caso es, para un tiempo de un segundo (1s).

$$D = 0.027 \text{ W} \times 1s / 0.046 \text{ cm}^2 = 0.587 \text{ J/cm}^2 \text{ por segundo}$$

Esto es teórico, siempre y cuando no exista movimiento alguno de la zona a tratar ni del puntal. En general, los fabricantes de equipos consideran una superficie promedio de 0.1 cm² como la superficie irradiada que produce un puntal apoyado sobre la piel. En este caso la densidad de energía es para el mismo caso anterior:

$$D = 0.027 \text{ W} \times t \text{ (segundos)} / 0.1 \text{ cm}^2 = 0.270 \text{ joules/cm}^2$$

En el ejemplo siguiente alejamos el puntal a la distancia de 3 cm con ángulo de irradiación de 10°, de esa forma tenemos que calcular primero cuál sería el radio del círculo formado por el cono de irradiación. (Figura 1.16).

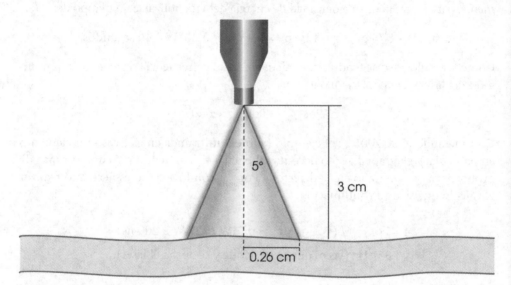

Figura 1.16.

En el esquema anterior, el lado opuesto al punto emisor es:

$$r = 3 \text{ cm} \times \text{tg } 5° = 0.26 \text{ cm}$$

Por lo que la superficie de un círculo de 0.26 cm de radio es:

$$S = \Pi \times r^2 / 2 = 3.14 \times (0.26 \text{ cm})^2 / 2 = \mathbf{0.1 \text{ cm}^2}$$

Ejemplo:

Calcular el tiempo necesario para tratar un dolor neurálgico en una zona de 20 cm². En principio usaremos una densidad de energía de D = 4 J/cm².

El tiempo necesario para obtener una densidad de energía de 4 J/cm^2 sobre una superficie de 0.1 cm^2 es:

Dado que la energía es:

$E = Pot._{media} \times t$

$D = Pot._{media} \times t / S$

$t = D \times S \ / Pot_{media} = 4$ J/cm^2 $\times 0.1$ cm^2 $/ 0.027$ W $= 14.8$ s ≈ 15 segundos

Esto se interpreta de la siguiente manera:

Para lograr una densidad de energía de 4 J/cm^2 en un punto de 0.1 cm^2 de superficie, debe irradiarse dicho punto con una potencia media de 0.027 watts (27 miliwatts) durante un tiempo de 15 segundos.

Si la potencia media fuese de 10 mW en lugar de los 27 mW empleados anteriormente, para lograr la misma densidad de energía debería utilizarse un tiempo de:

$$t = D \times S / Pot_{media} = 4 \text{ J/ cm}^2 \times 0.1 \text{ cm}^2 / 0.010 \text{ W} = 40 \text{ segundos.}$$

Como segundo paso se tendría que calcular cuál es la frecuencia de repetición (encendido del láser) de la pulsación láser.

$$Pot_{media} = Pot_{1\,pico} \times \tau \times f$$

Considerando el SG2007A del ejemplo (si bien utilizamos en este caso un elemento en particular), el terapeuta sólo necesita saber cuál es la potencia pico que es capaz de proporcionar su puntal o en su defecto la $Pot_{media,}$ con lo cual no es necesario realizar el cálculo que sigue a continuación.

$$f = Pot._{media} / (Pot_{.pico} \times \tau) = 0.01 \text{W} / (27 \text{ W} \times 200 \text{ ns}) =$$

1 851 Hz (veces que se enciende y se apaga el láser).

Si quisiéramos una Pot_{media} de 20 mW (0.02 W), la frecuencia debería ser:

$$f = Pot._{media} / (Pot_{.pico} \times \tau) = 0.02 \text{ W} / (27 \text{ W} \times 200 \text{ ns}) =$$

3 703 Hz (veces que se enciende y se apaga el láser).

Si el emisor láser tuviera una potencia pico = 20 watts, la frecuencia sería:

$$f = Pot._{media} / (Pot_{.pico} \times \tau) = 0.02 \text{ W} / (20 \text{ W} \times 200 \text{ ns}) =$$

5 000 Hz (veces que se enciende y se apaga el láser).

1.5 Técnica de aplicación del puntero láser

La irradiación puntual es la que aporta mayor densidad de energía, sin embargo, cuando es necesario irradiar grandes zonas se realiza un cuadriculado de la superficie a tratar, aplicando la radiación láser en cada cruce de las líneas de la cuadrícula.

Otra forma común de aplicación es el pincelado o barrido de una determinada superficie en forma lenta. Esta técnica se utiliza como terapia secundaria en herpes zóster.

Si alejamos el puntal emisor de la zona a tratar, aumenta el área irradiada por la divergencia del rayo láser, pero disminuye la energía irradiada por unidad de superficie. Hay que tomar en cuenta que esa divergencia es muy pequeña, con el aumento de la dificultad de realizar una dosificación correcta.

A continuación se exponen tres tipos de tratamiento y sus características.

Tratamiento puntual

Es el tipo de aplicación del láser sobre puntos anatómicos y aleatorios de la zona lesionada. En el caso del Helio-Neón, se puede efectuar a distancia de 2 cm de la superficie cutánea y directamente desde el equipo. (Figura 1.17*a*)

En el caso del infrarrojo I. R., el tratamiento se efectuará siempre con el puntal contactando con la lesión, debido a que el diodo posee una divergencia natural presente al alejarlo del punto a tratar. (Figura 1.17*b*)

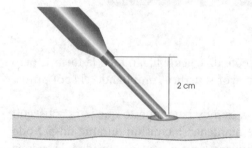

2 cm

Figura 1.17a.

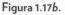

Figura 1.17b.

El tratamiento con el equipo de **Fisser** de brazo amplio se aplica a cierta distancia de la lesión. (Figura 1.17*c*).

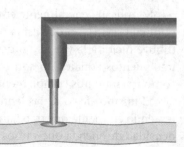

Figura 1.17c.

Tratamiento de una úlcera

Supongamos que tenemos una úlcera de decúbito de una extensión de 5 cm² de zona lesionada. Al no ser una zona anatómicamente definida, empleamos entonces el criterio de **repuntos del tratamiento aleatorio.**

Hacemos la aplicación en puntos distribuidos por los bordes de la úlcera, y en el fondo de ésta, tal como se observa en la figura 1.17d, la distancia entre punto y punto puede ser de 1 a 2 cm.

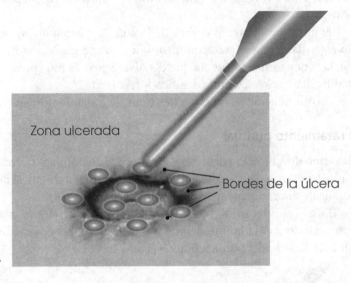

Figura 1.17d.

Tratamiento zonal

En este caso se emplea generalmente una lente divergente fija, o bien la misma, pero separada del enfermo para conseguir una mayor superficie, ampliando el spot primario al tamaño deseado de 1 a 3.5 cm.

Con este sistema el depósito de energía es muy bajo, puesto que para conseguir altas densidades de energía necesitaríamos mantener la emisión durante un período largo, recordando que este último está en función de la potencia, densidad de energía y superficie a tratar.

Se aplican generalmente entre 10 y 15 minutos (una vez finalizado el tratamiento puntual previo), porque así la densidad de energía depositada con este último se distribuye mejor a la vez que procura una mejor absorción. Debemos constatar que los tratamientos zonales no son totalmente imprescindibles, aunque sí recomendables como tratamientos complementarios.

El mismo efecto de las lentes se consigue con los barridos o escáner automáticos, teniendo en cuanta que trabajamos con movimiento y **ampliando la zona** es menor la densidad de energía que vamos a depositar en el mismo espacio de tiempo.

Hoy en día no es recomendable el tratamiento de barrido en los pacientes de acné si no se ha efectuado anteriormente un tratamiento puntual.

Teniendo en cuenta lo explicado hasta el momento se hace un resumen de los diferentes aspectos a considerar al aplicar el tratamiento:

1. Establecer la densidad de energía necesaria en función de la patología y el efecto terapéutico.

2. Elegir una potencia media. Como práctica se podría utilizar siempre la misma potencia media. Recomendamos usar la potencia máxima de salida de su aparato láser. Ejemplo: 20 mW en el Láser Rojo (λ = 650 nm) del **Fisser 21**.

3. Calcular cuál es el tiempo de duración de la aplicación por puntos para la potencia media elegida.

4. En los equipos que usan puntales con emisores láser de diferentes potencias se debe calcular la frecuencia a la cual deben operar para obtener la potencia media requerida.

Es importante conocer que el **haz** de **luz láser** debe incidir en forma perpendicular a la zona a irradiar, la cual debe estar limpia y libre de medicamentos que puedan aumentar las pérdidas por reflexión, por lo que se le indica al paciente acudir a la terapia sin cremas o pomadas.

El uso de algún tratamiento tópico debe aplicarse de inmediato después de la radiación favoreciéndose un proceso de **sinergia láser-fármaco.**

Como muestra se presenta un cuadriculado con líneas separadas a 1cm de distancia. En 20 cm² tenemos un área de 4 cm por 5 cm, lo que nos daría 5 líneas en un lado y 6 en el otro, con 30 puntos de intersección. (Figura 1.18).

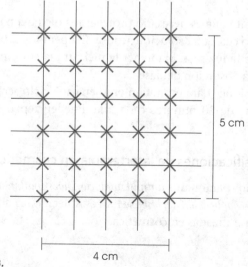

5 cm

4 cm

Figura 1.18.

Hay otros autores que consideran la cantidad de puntos igual al valor numérico que representa el área a tratar (en este caso 20). En el ejemplo mostrado, cada punto de aplicación debería situarse en el centro de cada uno de los cuadritos formados por la intersección de las líneas. Como regla general la distancia entre puntos a tratar suele ser de 1 a 3 cm.

Se hace una aplicación de 40 segundos por punto si la Pot_{media} usada es de 10mw y de 15 segundos por punto si la Pot_{media} utilizada es de 27mW.

La cantidad de veces por semana y la duración total del tratamiento depende de la patología y del efecto que queramos producir en ésta. Por eso se han integrado en el capítulo 3 tablas orientadoras de la densidad de energía necesaria y de la frecuencia de atención de las patologías más recurrentes.

1.6 Laserterapia y cosmética

La laserterapia de alta concentración de energía es capaz de estimular los tejidos sin producir calor, dolor, ni reacciones secundarias adversas, por lo cual es muy utilizada en cosmética para el tratamiento de:

- Acné.
- Envejecimiento de la piel.
- Melasma cloasma.
- Después de la limpieza de cutis.
- Después de la dermoabrasión.
- Fortalecimiento del cabello.

Debemos tener presente que es necesario proteger los ojos del paciente con torundas de algodón con agua o cualquier solución acuosa. El operador debe protegerse los ojos con espejuelos contra la luz roja. Mantener la piel limpia sin ninguna sustancia para que no interfiera en la absorción del láser.

El máximo de sesiones para un tratamiento en cada ciclo será de 15 sesiones con una duración máxima de 20 minutos cada una. Pueden repetirse los ciclos con un intervalo mensual.

Algunas de las dosificaciones de laserterapia en cosmética

Tomando en cuenta los parámetros *antiinflamatorio, bioestimulante e inhibitorio* y la *distancia entre los puntos de aplicación del láser* se han establecido las dosificaciones que con mayor frecuencia son utilizadas en cosmética.

Acné

Equipo láser de potencia 25 mW con fibra óptica y efecto antiinflamatorio de 1-3 J/cm^2 y efecto inhibitorio de 6 J/cm^2. Se recomienda aplicarlo por técnica de puntual sobre cada lesión durante 15 segundos. En dependencia de la severidad repetir diario y después dos o tres veces por semana y después una vez al mes.

Poslimpieza de cutis

Equipo láser de 25 mW de potencia con fibra óptica y efecto antiinflamatorio de 1-3 J/cm^2 y efecto inhibitorio de 6 J/cm^2. Se recomienda la técnica de puntual durante 20 segundos en cada lado de la cara. Generalmente mejoran de 5 a 10 sesiones diarias.

Posdermoabrasión

Equipo láser de 18 mW de potencia con fibra óptica y efecto antiinflamatorio y bioestimulante de 3-6 J/cm^2. La técnica de aplicación puntual con separación de 3 cm de un punto a otro. Si es necesario realizar de 5 a 10 sesiones diarias.

Melasma

Equipo láser de 25 mW de potencia con fibra óptica y efecto antiinflamatorio de 1-3 J/cm^2 y efecto inhibitorio de 6 J/cm^2 o más. Se hará una técnica puntual de tres puntos alrededor de la mancha por 30 minutos una vez a la semana de 10 a 15 días.

Envejecimiento de la piel

Equipo láser de 18 mW de potencia con fibra óptica y efecto bioestimulante de 3 a 6 J/cm^2. La técnica de aplicación puntual en las líneas de expresión es de 20 segundos por cada punto (un punto cada 3 cm), la frecuencia de dos a tres veces por semana y después una o dos sesiones por mes.

Fortalecimiento del cabello

Equipo láser de 18 mW de potencia con fibra óptica y efecto bioestimulante de 3 a 6 J/cm^2. La técnica de aplicación puntual es a distancia de 3 cm y se usa también la técnica de barrido a todo el cuero cabelludo con una frecuencia de dos a tres veces por semana en el primer mes y después continuar una vez cada 15 días por 3 meses.

Capítulo 2
Antes de iniciar los tratamientos

2.1 Contraindicaciones

La radiación láser es peligrosa para ciertos tejidos, por lo cual deben utilizarse anteojos de protección para la vista y nunca debe irradiarse la **retina.**

En tumores
Si bien no hemos encontrado contraindicaciones, en alguna literatura de equipos comerciales se recomienda evitar en forma absoluta tal aplicación.

En procesos bacterianos
Igual al caso anterior. Salvo documentación fehaciente que demuestre lo contrario, está absolutamente contraindicado.

Otras contraindicaciones

Se deberá proceder con cautela y siempre con el aval de bibliografía especializada en los siguientes casos:

1. Embarazo.
2. Pacientes con marcapasos.
3. Pacientes fotosensibles en extremo.

2.2 Sensibilización

Cuando se aplican los tratamientos con láser debemos considerar varios factores, pues no todos los pacientes tienen la misma respuesta al tratamiento, todo depende del tipo de lesión, la edad, el peso, la sensibilización y la respuesta inmune del enfermo. Por lo tanto se debe trabajar con dosis mínima y máxima, considerando que la dosis óptima se encuentra entre estos dos márgenes.

> **NOTA:** Se considera dosis óptima de tratamiento, a la mínima dosis aplicada con la cual se consiga el máximo efecto terapéutico.

Si es la primera vez que se aplica al enfermo es recomendable iniciar el tratamiento con la dosis inferior, o bien de tipo medio, para ir aumentando paulatinamente, en el caso de no conseguir los efectos deseados en un tiempo lógico. De hecho, el láser en sí no produce un efecto tóxico al aumentar la dosis como sucede con los antibióticos.

No existe dosis tóxica ni letal, sin embargo, este exceso de dosificación es lo que a veces suele conducir al **"efecto rebote".**

Este efecto puede manifestarse con un aumento del dolor en lugar de disminuir, evidenciándose pocas horas después de la aplicación del mismo. Esto puede explicarse porque la energía láser en dosis bajas es estimulante y, por el contrario, en dosis altas es inhibitoria.

En una primera hipótesis es posible que muchas de las materias químicas que actúan en nuestro organismo, como por ejemplo las serotoninas, histaminas, sustratos energéticos como el ATP y otros más, se vean incrementados o disminuidos en su producción dependiendo de la cantidad de energía de láser aplicada.

Considerando que el láser es un estimulador celular que actúa normalizando parámetros que se encuentran afectados en situaciones de inflamación o de agresión por cualquier tipo de noxa, pero que naturalmente debe disponer de materia prima para poder actuar.

Es inútil intentar conseguir ATP si no disponemos de ADP, de fósforo o de enzimas catalizadoras de la reacción.

En otra hipótesis se explicaría una segunda situación: **"el efecto de acomodación"**.

Cuando aplicamos por un tiempo prolongado el láser, es probable que la materia prima de la que hablamos, incrementada en su producción por la energía aplicada, llegue a un agotamiento, lo que provocaría una disminución en la producción de los productos finales, lo que indicaría que por más energía que continuemos aplicando no conseguiremos el efecto deseado, es como si el organismo no pudiera asimilar la energía física para transformarla en química, por falta de sustrato.

Por ello es aconsejable no exceder los tratamientos más allá de 20 sesiones, dejando unos períodos de descanso de 2 a 4 semanas antes de reiniciar otro ciclo, para dar tiempo al organismo de regenerar la producción mínima de una serie de parámetros bioquímicos sobre los que la energía láser pueda actuar de nuevo (Ver figura 2.1).

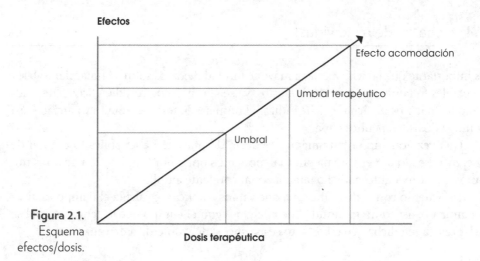

Figura 2.1. Esquema efectos/dosis.

2.3 Ficha de tratamiento

Una dosificación exacta y con resultados positivos es el objetivo de todos los médicos y especialistas que aplican los tratamientos láser incorporando esta nueva técnica.

Con la recopilación bibliográfica revisada, hemos querido poner a su alcance los tratamientos prácticos sobre distintas patologías dermatológicas que han sido extraídas de la experiencia de médicos de diferentes países, incluyendo experiencias de médicos cubanos que no han sido publicadas.

Dentro de esta especialidad se han seleccionado las afecciones más recurrentes a tratamientos de láser, es decir, sobre las que se ha encontrado bibliografía al respecto, lo que no excluye que existan otras enfermedades no señaladas aquí que también puedan ser tributarias de este tratamiento aunque por el momento no se disponga de datos suficientes para establecer una pauta de tratamiento.

Según la afección cutánea a tratar existen diferentes tipos de aplicación de la terapia láser, tomando en cuenta el efecto que se desea lograr de acuerdo con tiempo de tratamiento.

Esto no implica que sea imprescindible seguir el tratamiento que se propone si cada especialista puede decidir y aplicar su propio criterio de actuación. En las enfermedades que cursan con dolor e inflamación es aconsejable disminuir paulatinamente la farmacología antiálgica y antiinflamatoria, para llegar a la supresión total de este tipo de medicación.

Para el control del tratamiento se propone confeccionar hojas cuadriculadas en donde se recojan los datos del paciente y la evolución de las lesiones tratadas. Estas hojas cuadriculadas o fichas individuales serán de gran apoyo a los dermatólogos o técnicos adiestrados que apliquen los tratamientos de laserterapia.

2.4 Ficha modelo individual

Es importante que la ficha reúna la mayor cantidad de datos sobre el tratamiento láser y posibles tratamientos complementarios, ya sea farmacológicos, dietéticos o de fisioterapia. En la misma ficha se debe indicar el número de sesiones totales y parciales, así como la dosis terapéutica dada.

Una vez acabado el tratamiento, es decir, después de haber aplicado el total de energía deseado por el sistema puntual, podemos optar por la aplicación de unos minutos de escáner automático o terapia zonal con lente amplia.

De acuerdo con la dosis máxima que vamos a aplicar se calcula el tiempo total de tratamiento, así como la cantidad de energía según el equipo que se tenga, lo cual se debe reflejar en dicha ficha. Los datos específicos, de izquierda a derecha, son:

Nombre del paciente:
Edad:
Número de sesiones:
Dosis en J/cm^2 :
Patología:
Observación:

Fichas individuales

Cada ficha será individual y en ella se anotarán los síntomas considerados para la evaluación del tratamiento, así como los tratamientos adicionales que se apliquen.

A continuación se muestra una ficha modelo.

Ejemplo: Paciente 1

Nombre del paciente/ País	Edad	Número sesiones	Dosis	Patología	Observación
E.A.D.\n\nEspaña	21	10	2 J/cm^2	Acné inflamatorio	Mejoría clínica desde la segunda sesión. No aparición de nuevas lesiones.

Capítulo 3
Tratamientos e investigaciones

3.1 Tratamiento, dosis, frecuencia y modo de aplicación en las diferentes afecciones dermatológicas

A continuación se presenta el cuadro referente a este tema.

Patología	Tipo de aplicación	Dosis	Frecuencia Número de sesiones	Modo de aplicación
01. Herpes zoster oftálmico	Rojo o IR	Anti inflamatoria 1-5 Joules/cm².	Diaria 10 sesiones	Nunca irradiar el ojo y protegerlo con torundas humedecidas, comenzar antes de la primera vesícula siguiendo el recorrido afectado a 1- 2 cm hasta después de la última lesión. Láser puntura con puntos inmunoestimulantes. Asociar tratamiento farmacológico tópico.
02. Herpes zoster de otra localización	Rojo o IR	Anti inflamatoria 3-5 J/ cm²	Diaria 10 sesiones	Se irradia desde antes de encontrar la primera vesícula siguiendo todo el trayecto doloroso y las lesiones vesiculares a 2 cm entre puntos, más tratamiento zonal. Láser puntura en puntos inmunoestimulantes.
03. Herpes simple labial	Rojo	Anti inflamatoria 3-15 J/cm².	Diaria 5-7 sesiones	Irradiar toda la zona afectada a 1 cm entre puntos, así como el dermatoma C3-C4, C4-C5, C5-C6 correspondiente a la cadena ganglionar paravertebral (bilateral), más tratamiento zonal. Laser en puntos inmunoestimulantes.
04. Acné inflamatorio grados II, III y IV.	Rojo o IR	Reparadora Tisular (3-15 J/cm²)	Diaria alterna 15 sesiones	Se irradia puntualmente toda la zona lesionada a 1 cm de distancia, después tratamientos zonal y local antibiótico, más el tratamiento dietético si lo requiere.
05. Rosácea	Rojo o IR	Reparadora tisular 3-15 J/cm²	Diaria alterna 15 sesiones	Se irradia puntualmente toda la zona lesionada a 1 cm de distancia, después tratamientos zonal y local antibiótico, más el tratamiento dietético si lo requiere.
06. Dermatitis	Rojo	Reparadora 4-6 J/cm²	Diaria alterna 10 sesiones	Se realizan depósitos puntuales en el área lesionada tanto a nivel de los bordes como de la parte central. Al final tratamiento zonal. Eliminar la causa del cuadro.
07. Piodermitis 08. Forúnculos	Rojo	Anti inflamatoria 5-6	Diaria 10-20 sesiones	Se irradian puntos a 2 cm de distancia alrededor de la lesión, seguido de tratamiento zonal en el centro.

O9. Abscesos	Rojo	Anti inflamatoria	Diaria 10 sesiones	Se irradian puntos a 2 cm de distancia alrededor de la lesión, seguido de tratamiento zonal en el centro.
10.Aftas bucales 11. Gingivoestomatitis	Rojo	Anti inflamatoria	Diaria 5-7 sesiones	Se realizan depósitos puntuales de energía con el aplicador a distancia de la zona lesionada (a nivel de la mucosa de encías y carrillos). Al final tratamiento zonal o pincelado muy lento del área dañada.
12. Herpes simple genital	Rojo	Anti inflamatoria	Diaria 5-7 sesiones	Irradiar toda la zona afectada a 1 cm entre puntos, más tratamiento zonal. Laser puntura en puntos inmunoestimulantes.
15. Cicatrices poscirugía y queloides recientes	He Ne	Reparadora tisular	Diaria o alterna 10-15 sesiones	Se irradian puntos a 1 cm. de distancia a todo lo largo de la cicatriz más tratamiento zonal. Es efectivo si el proceso es reciente (< 2 meses).
16. Heridas dehiscentes	Rojo	Reparadora tisular	Diaria 20-25 sesiones	Se irradian puntos a 1-2 cm de distancia en todo el borde de la lesión y en el centro, si es necesario dividir en cuadrantes, más tratamiento zonal. También puntos en la periferia de la lesión para favorecer la circulación local.
17. Úlceras de cualquier etiología 18. Quemaduras	Rojo	Reparadora tisular	Diaria 20-25 sesiones	Se irradian puntos a 1-2 cm de distancia en todo el borde de la lesión y en el centro, si es necesario dividir en cuadrantes, más tratamiento zonal. También puntos en la periferia de la lesión para favorecer la circulación local.
19. Paroniquia	Rojo o IR	Anti inflamatoria	Diaria 5-7 sesiones	Se irradian puntos alrededor de la zona dolorosa y luego se irradia el centro (punto más doloroso), más tratamiento zonal.
20. Neuritis pos-zosteriana	Rojo o IR	Reparadora tisular	3 veces por semana 10-15 sesiones	Igual procedimiento. En la etapa aguda, comenzar con tratamiento diario por 5 sesiones (dosis mínima) y continuar 3 veces por semana (dosis máxima) hasta 15 días.

3.2 Resultados de las investigaciones sobre láser en afecciones dermatológicas

Este tema incluye dos estudios donde se muestran los resultados de las diversas investigaciones sobre el láser en afecciones dermatológicas.

a) Estudio realizado en conjunto con pacientes tratados en la Clínica Central Cira García y facultativos del CEADEN.

Recibieron tratamiento con láser 29 mujeres y 41 hombres de 46 años, en ambos sexos portadores de herpes simple y el herpes zóster.

El 85.7% de los pacientes tratados refieren mejoría en cuanto a los síntomas subjetivos y las manifestaciones clínicas entre la primera y la tercera sesión de tratamiento diario.

En la siguiente tabla, según las patologías tratadas y la evolución final del tratamiento, se observa que al finalizar con la terapia 39 pacientes sanaron y 31 mejoraron, ninguno empeoró ni permaneció igual.

Grupo de afecciones	Evolución clínica al final						Total	
	Curado		Mejorado		No mejorado			
	#	%	#	%	#	%	#	%
1. Acné inflamatorio	1	1.4	6	8.6	-	-	7	10.0
2. Herpes simple	10	14.3	-	-	-	-	10	14.3
3. Herpes zóster	6	8.6	5	7.1	-	-	11	15.7
4. Dermatitis seborreica	5	7.1	-	-	-	-	5	7.1
5. Dermatitis aguda	2	2.9	4	5.7	-	-	6	8.6
6. Onicopatías	3	4.3	-	-	-	-	3	4.3
7. Piodermitis	5	7.1	3	4.3	-	-	8	11.4
8. Lesiones ulceradas	5	7.1	2	2.9	-	-	7	10.0
9. Otras afecciones	2	2.9	11	15.7	-	-	13	18.6
Total	39	55.7	31	44.3	-	-	70	100.0

Fuente: Hojas de cargo. Departamento de Laserterapia.

Tabla 3.1. Patologías y evolución final del tratamiento.

Resultados según ciclos de tratamiento

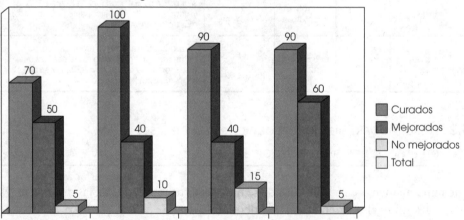

Tabla 3.2. Resultados según ciclo de tratamiento.

b) Trabajo de la doctora Isabel Muñiz Casas: *Tratamiento del dolor con laserpuntura en el herpes zóster.* Medicentro, 1999, 3(1).

En los 26 pacientes con herpes zóster no existieron diferencias significativas entre ambos sexos; 14 pertenecían al sexo femenino y 12 al masculino. Se plantea que esta enfermedad no tiene predilección de sexo. La media de las edades fue de 62.12 años, y no hubo diferencia entre las edades en ambos sexos. Su localización más frecuente tuvo lugar en el nervio intercostal (46.3%) Se relacionan sesiones de tratamiento recibidas por los pacientes para el alivio del cuadro doloroso. Se comprobó que el número de consultas que requieren los pacientes para lograr el alivio del dolor oscila entre 5 y 6 (de 14 pacientes), lo que representa un 53,8%.

En la tabla se presentan las variaciones en la intensidad del dolor al inicio del tratamiento y al final del mismo, valoradas por el propio paciente. Al inicio del tratamiento en la categoría de "dolor intenso" había 20 (76.9%), al finalizar el mismo ningún paciente, a diferencia de la categoría "sin dolor" que al inicio del tratamiento fue de cero y concluido el mismo se encontraron 24 pacientes (92.3%).

Tabla 3.3. Comparación de la valoración subjetiva de la intensidad del dolor.

Dolor	Inicio %		Final %	
Sin dolor	0	0***	24	92.3
Ligero	0	0	2	7.7
Moderado	4	15.4*	0	0
Intenso	20	76.9**	0	0
Intolerable	2	7.7	0	0
Total	26	100.0	26	100.0

* ($p < 0.05$) **Fuente:** Formulario de estudio.
** ($p < 0.01$)
***($p < 0.001$)

Tabla 3.4. Tratamiento de laserterapia en otras especialidades .

Especialidades	No. Casos	%
Ortopedia	192	42.8
Dermatología	108	24.0
Cirugía	69	15.4
O.R.L.	22	4.9
Psiquiatría	4	0.9
Urología	3	0.7
Neurología	28	6.2
Oftalmología	3	0.7
Angiología	18	4.0
Proctología	2	0.4
Total	449	100.0

Estadísticas del archivo de la Clínica Central Cira García.

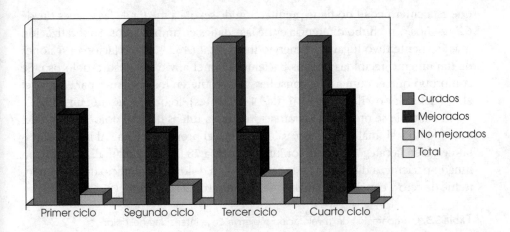

Tabla 3.5. Casos según evolución clínica y ciclos de tratamiento.

Bibliografía

Bibliografía

1. Stern R.H., Sognnaes R.F. *et al.* (1964). "Laser Beam effect on Dental Hard Tissues". *J. Dent. Res.*, 43, p. 873.

2. Miserendino L., Pick R. (1995). *Lasers in Dentistry.* Chicago, Publishing.

3. Stern R.H., Renger H.L., Howell F.V. (1969). "Laser effects on Vital Dental Pulps". *Br. Dent. J.*, pp. 26-28.

4. Taylor R., Shklar G., Roeber F. (1965). "The effects of laser radiation on teeth, dental pulp and oral mucosa of exp. animals". *Oral Surg.* 19, pp. 786-795.

5. Dederich, D.N. (1991). *Laser/tissue interaction.* Alpha Omega Dental Fraternity, 84, 4, pp. 33-36.

6. Almeida Lopes L., Jaeger M., Brugnera A., Rigau J. (1997). "Acción del láser de baja potencia en la proliferación de fibroblastos humanos en cultivo". VI Congreso Soc. Española de Láser Méd. Quir.

7. Tuner J., Hode L. (1998). *Laser Therapy in Dentistry and Medicine.* Editorial Prima Books, Suecia.

8. Vélez-González M., *et al.* (1995). "Treatment of relapse in H. Simplex on labial and facial areas and of primary herpes simplex on genital areas and 'area pudenda' with low power He Ne-laser or Acyclovir administred orally". *SPIE Proc.*, Vol. 26, pp. 30-42.

9. Powell G.L., Morton T.H. (1989). "Pulpal response to irradiation of enamel with continuous wave CO_2 laser". *End.* Vol. 15, No. 12, pp. 581-583.

10. Pashley E.L., Horner J.A. (1992). "Effects of CO_2 laser energy on dentin permeability". *End.* Vol. 18, Núm. 6, pp. 257-262.

11. Wigdor H.A. (1995). "Laseres in Dentistry". *Lasers in Surgery and Medicine*, Vol. 16, pp. 103-133.

12. Hibst R., Keller U. (1989). "Experimental studies of the application of the Er:YAG laser on dental substances". *Lasers in Surgery and Medicine* 9, pp. 338-344.

13. Hibst R., Keller U. (1989). "Tooth pulp reaction following Er:YAG laser application". *SPIE Proceedings*, 1424, pp. 127-133.

14. Moritz A., Gutknecht N. (1997). "Irradiation of infected root canals with a diode laser in vivo". *Lasers in Surgery and Medicine*, Vol. 21, pp. 221-226.

15. Moore K., *et al.* (1992). "The effect of infra-red diode laser irradiation on the duration and severity of postoperative pain". *Laser Therapy*, 4, p. 145.

16. Powell G.L., Blankenau R.J. (1990). "Motor nerve terminal morphologic plasticity induced by small changes in the locomotor activity of the adult rat". *Cell Biology International Reports*, Núm.14, p. 227, Gran Bretaña.

17. Marsal J., Esquerda J.E. (1996). "Laserterapia de baja potencia. Reseña experimental y clínica". Journal of Physiology, París, Núm. 76, pp. 645 a 659, França Clin., *Las. Med. Surg.*, 14(3); pp. 111-117.

18. Mizokami T., *et al.* (1990). "Effect of diode laser for pain: A clinical study on different pain types". *Laser Therapy*, 2 (4), p. 171.

19. Maricic B., *et al.* (1987). "Analgetic effect of laser in dental therapy". *Acta Stomat Croat.*, 21(4), p. 291.

20. Manne J.. (1985). "Le laser arséniure de gallium 6 watts, étude clinique en odonto-stomatologie". *Le Chirurgien Dent de France*, 284, p. 15.

21. Wakabayashi H., *et al.* (1993). "Effect of Irradiation by Semiconductor Laser on Responses Evoked in Trigeminal Caudal Neurons by Tooth Pulp Stimulation". *Lasers in Surgery and Medicine*, 13, p. 605.

22. Walker J. B. *et al.* (1988). "Laser Therapy for pain of trigeminal neuralgia". *Clin. J. Pain*, 3, p. 183.

23. Parascandolo S. *et al.* (1985). "Azione della Laser-terapia nella nevralgia essenziale del trigémino". *Int. Congress on Laser in Med. and Surg.*, Bologna, June, p. 317. Monduzzi Editore S.p.A., Bologna, Italy.

24. Beck-Friis J., Borg G., Wetterberg L. (1985). "Rebound increase of nocturnal melatonin levels following evening suppression by bright light exposure in healthy men: relationship to cortisol levels and morning exposure". In: Wurtman R.J., ed. *The Medical and Biological Effects of Light.* Ann. N.Y., Acad. Sci., 453, pp. 371-375.

25. Mokhtar B., *et al.* (1992). "A double blind placebo controlled investigation of the hypoalgesic effects of low intensity laser irradiation of the cervical roots using experimental ischaemic pain". *ILTA Congress*, London, p. 61.

26. Basko I. (1983). "A New Frontier: Laser Therapy". *Calif. Veterinarian*, 10, p. 17.

27. Parrado C., *et al.* (1990). "Quantitative study of the Morphlogical Changes in the Thyroid Gland IR Laser Radiation". *Lasers in Medical Science*, 5, p. 77.

28. Popova M., *et al.* (1978). "Effect of Helium-neon laser beam in regeneration of irradiated transplanted skeletal muscle". *Bull. Exp. Biol. Med.*, 80, p. 333.

29. Bihari I., Mester A. (1989). "The biostimulative effect of low level laser therapy of long-standing crural ulcer using Helium Neon laser, Helium Neon plus infrared lasers and non coherent light: Preliminary report of a randomized double blind comparative study". *Laser Therapy*, 1(2), p. 97.

30. Kubota J., Ohshiro T. (1989). "The effects of diode laser low reactive-level laser therapy on flap survival in a rat model". *Laser Therapy*, 1(3), p. 127.

31. Berki T., *et al.* (1988). "Biological Effect of Low-power Helium-Neon (HeNe) Laser Irradiation". *Lasers in Medical Science*, 3, p. 35.

32. Muldiyarov P., *et al.* (1983). "Effect of Monochromatic Helium-Neon Laser Red Light on the Morphology of Zymosan Arthritis in Rats". *Biull. Eksp. Biol. Med.*, Jan. 1, p. 55.

33. Haina D., *et al.* (1981). "Animal Experiments on Light-Induced Woundhealing". *Proc. from Laser* 81, Opto-Elektronik in München.

34. Karu T. (1987). "Photobiological Fundamentals of Low Power Laser Therapy". *IEEE Journal of Quantum Electronics*, QE23 (10), p. 1703.

35. Rochkind S., *et al.* (1989). "A single transcutaneous light irradiation to injured peripheral nerve". *Lasers in Medical Science*, (4), p. 259.

36. Shiroto C., *et al.* (1989). "Effects of diode laser radiation in vitro on activity of human neutrophils". *Laser Therapy*, 1(3), p. 135. Editore S.p.A., Italy.

37. Pöntinen P. (1995). "The effect of hair lasers on skin blood flow". *Lasers in Surgery and Medicine*, Suppl. 7, p. 9 (abstract).

38. Oulamara A., *et al.* (1989). "Biological activity measurement on botanical specimen surfaces using a tempral decorrelation effect of laser speckle". *Journal of Modern Optics*, 36(2), p. 165.

39. Calderhead G. (1992). "Meeting report: Ninth congress of the International Society for Laser Surgery and Medicine". Anaheim, California, USA: 2-6 November 1991, *Laser Therapy*, 4(1), p. 43.

40. Mester E., *et al.* (1978). "Auswirkungen direkter Laserbestrahlung Lymphozyten". *Arch. Dermatol. Res.*, 5, p. 31.

41. Mester E., *et al.* (1981). "The Biostimulating Effect of Laser Beam". *Proc. from Laser*, 81. Opto-Elektronik in München.

42. Cherry R. (1978). "Measurement of Protein Rotational Diffusion in Membranes by Photolysis". *Methods in Enzymology*, (54), p. 47.

43. Horvath Z., *et al.* (1992). "Possible ab-initio explanation of laser "biostimulation" effects. Laser applications in medicine and surgery". Edited G. Galetti , *et al.* Proc. 3rd World Congr.-Intl. Soc. Low Power Laser Appln. in Medicine.

44. Spanner D.C. (1954). "The active transport of water under temperature gradient". Symp. Soc. Exp. Biol. 8, p. 76.

45. Hort O., Vanpel T. (1971). "Die Verteilung von Na+ und K+ unter dem Einfluss von Temperaturgradienten". Pflügers Arch. 323, p. 158.

46. Bossy J., *et al.* (1985). "In Vitro Survey of Low Energy Laser Penetration in Bone". Faculté de Méd.t Chru de Nîmes, BP 26, 3000 NIMES, France.

47. Lubart R., *et al.* (1990). "A possible Mechanism of Low Level Laser-Living Cell Interaction". *Laser Therapy*, 2(2), p. 65.

48. Kudoh Ch., *et al.* (1989). "Effects of 830 nm Gallium Aluminium Arsenide Diode Laser Radiation on Rat Saphenous Nerve Sodium-Potassium-Adenosine Triphosphatase Activity: A Possible Pain A. Mechanism Examined". *Laser Therapy*, 1(2), p. 63.

49. Nasu F., *et al.* (1989). "Cytochemical Effects of GaAlAs Diode Laser Radiation on Rat Saphenous Artery Calcium Ion Dependent Adenosine Triphosphatase Activity". *Laser Therapy*, 1(2), p. 89.

50. Karu T., Andreichuck T., Ryabykh T. (1993). "Supression of human blood chemiluminescence by diode laser irradiation at wavelengths 660, 820, 880 or 950 nm". *Laser Therapy*, 5, p. 103.

51. Abergel P., *et al.* (1984). "Control of connective tissue metabolism by lasers: Recent developments and future prospects". *Journal of The American Academy of Dermatology*, 11, p. 1142.

52. Roschkind S., *et al.* (1986). "Electrophysiological Effect of HeNe Laser on Normal and Injured Sciatic Nerve in the Rat". *Act. Neurochir*, 83, p. 125.

53. Pourreau-Schnider N., *et al.* (1990). "Helium-Neon Laser Treatment Transforms Fibroblasts into Myofibroblasts". *American of Pathology*, 137, p. 171.

54. Rochkind S., *et al.* (1989). "Systemic Effects of Low-Power Laser Irradiation on the Peripheral and Central Nervous System, Cutaneous Wounds and Burns". *Lasers in Surgery and Medicine*, 9, p. 174.

55. Honmura A., *et al.* (1993). "Analgesic Effect of Ga-Al-As Diode Laser on Hyperalgesia in Carrageenin-Induced Inflammation". *Lasers in Surgery and Medicine*, 13, p. 463.

56. Vélez-González M., *et al.* (1995). "Treatment of relapse in herpes simplex on labial and facial areas and of primary herpes simplex on genital areas and "area pudenda" with low power HeNe-laser or Acyclovir". SPIE Proc. Vol. 2630, p. 42.

57. McKibbin L., *et al.* (1991). "Treatment of post herpetic neuralgia using a 904 nm (infrared) low energy laser: A clinical study". *Laser Therapy*, 3(1), p. 35.

58. Hong J., *et al.* (1990). "Clinical trial of low reactive-level laser therapy in 20 patients with postherpetic neuralgia". *Laser Therapy*, 2(4), p. 167.

59. Landthaler M., *et al.* (1983). "Behandlung von Zoster und Herpes simplex recidivans in loco mit Laser-Licht". *Fortschr. Med.* 101(22), p. 1039.

60. Armino L., *et al.* (1988). "Laser therapy in post-episiotomic neuralgic". *Laser Journ Eur. Med. Laser Ass.* 1(1), p. 7.

61. Atsumi K., *et al.* (1987). "Biostimulation effect of low-power energy diode laser for pain relief". *Lasers in Surgery and Medicine*, 7, p. 77.

62. Emmanoulidis O., *et al.* (1986). "CW IR low-power laser application significantly accelerates chronic pain relief rehabilitation of professional athletes. A double blind study". *Lasers in Surgery and Medicine*, 6, p. 173.

63. Goldman J.A., *et al.* (1980). "Laser therapy of rheumatoid arthritis". *Lasers in Surgery and Medicine*, 1, pp. 93-101.

64. Kemmotsu M.D., *et al.* (1991). "LLLT for pain attenuation - the current experience in the pain clinic". *Progress in Laser Therapy*, pp. 197-200.

65. Longo L., *et al.* (1988). "Treatment with 904 nm and 10600 nm laser of acute lumbago-double blind control". *Journ Eur. Med. Laser Ass.*, 1(3), p. 16.

66. Solomon L.K., Rashid A., Khan K. (2006). "Facial herpes simplex infection from possible cross contamination through the laser hand-piece following cutaneous laser resurfacing". *Journal of Plastic, Reconstructive & Aesthetic Surgery*. Vol. 59, Issue 3 , March, pp. 309-311.

67. Méndez T., Pinheiro A., Pacheco M., Nascimento P., Ramalho L. (2004). "Dose and wavelength of laser light have influence on the repair of cutaneous wounds". *Journal of Clinical Laser Medicine & Surgery*, 22 (1), pp. 19-25.

68. Clayton T.H., Stables G.I. (2005). "Reactivation of ophthalmic herpes zoster following pulsed-dye laser treatment for inflammatory acne vulgaris". *British Journal of Dermatology*, Mar, 152(3), pp. 569-570.

69. Owens W.W., Lang P.G. (2004). "Herpes simplex infection and colonization with Pseudomonas aeruginosa complicating pulsed-dye laser treatment". *Arch. Dermatol*, Jun, 140(6), pp. 760-761.

70. Kopera D., Kokol R., Berger C., Haas J. (2005). "Does the use of low-level laser influence wound healing in chronic venous leg ulcers?". *J. Wound Care*, Sep, 14(8), pp. 391-4.

71. Posten W., Wrone D.A., Dover J.S., *et al.* (2005). "Low-level laser therapy for wound healing: mechanism and efficacy". *Dermatol Surgery*, Mar, 31(3), pp. 334-40.

72. Moreno-Giménez J.C., Galán-Gutiérrez M., Jiménez-Puya R. (2005). "Treatment of chronic ulcers". *Actas Dermosifiliogr.*, Apr, 96(3), pp. 133-46.

73. Elman M., Lebzelter J. (2004). "Light therapy in the treatment of acne vulgaris". *Dermatol Surgery*, Feb, 30 (2), pp. 139-46.

74. Fernández González M.M., Adame Treviño J.H., López Ortiz F.A. (2005). "Estimulación eléctrica y láser de baja potencia en cicatrización de úlceras plantares en pacientes diabéticos". *Revista Mexicana de Medicina Física y Rehabilitación*, 17, pp. 119-122.

Anexos

Paciente 1

Acné grado I (inflamatorio). Tratamiento durante 15 días (sesión diaria).

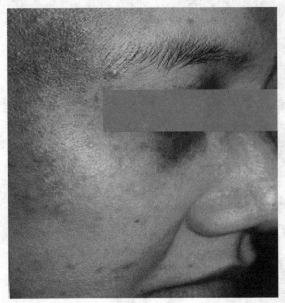

Antes

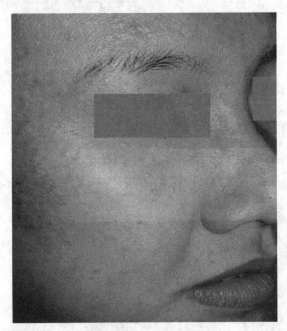

Después

Paciente 2

Acné inflamatorio grado III. Tratamiento de laserterapia por 3 semanas. Sesión diaria con dosis inflamatoria y regeneradora.

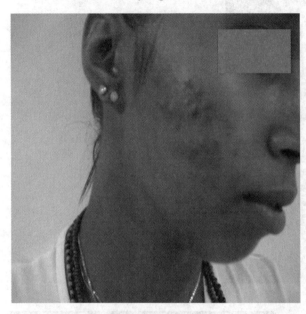

Antes

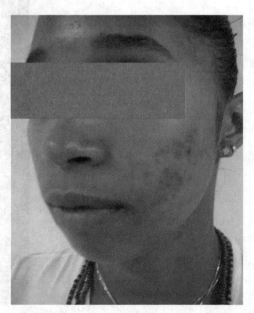

Después

Paciente 3

Acné inflamatorio grado II. Tratamiento por 15 días.

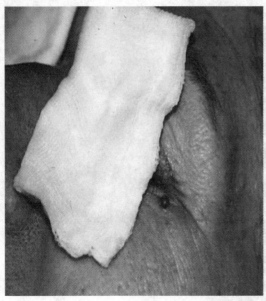

Antes

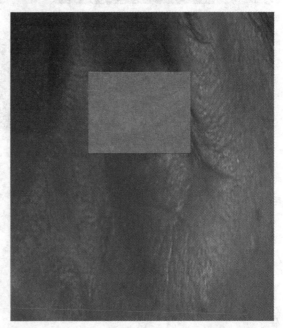

Después

Aplicación de laserterapia en rosácea.

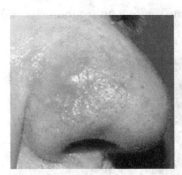 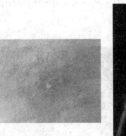 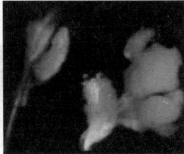

Glándulas sebáceas con aumento
de tamaño.

Paciente 4

Hombre de 25 años, con lesiones vesicopustulosas, eritema y quistes. Rosácea grado III. Recibió tratamiento con roancután 80 mg por 4 semanas más láser.

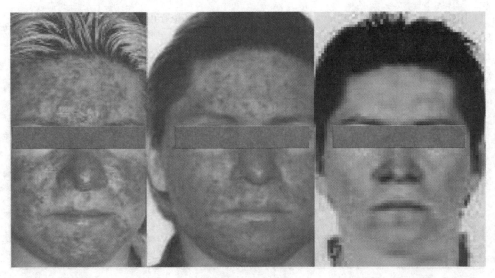

Antes   4 semanas   16 semanas

Paciente 5

Úlcera varicosa. Se realizaron 20 sesiones de tratamiento diario y un segundo ciclo a los 21 días.

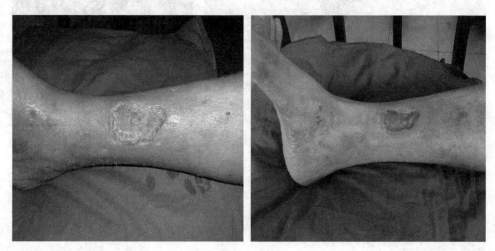

Antes   Después

Paciente 6

Dehiscencia de sutura. Se llevaron a cabo 15 sesiones de tratamiento.

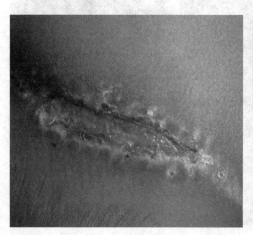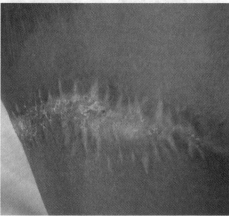

Antes   Después

Paciente 7

Con herpes zóster oftálmico. Se dieron 15 sesiones con alivio del dolor desde el segundo día de tratamiento.

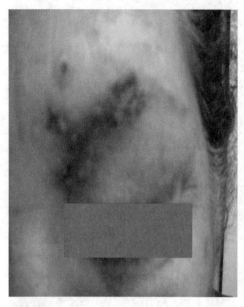

Antes

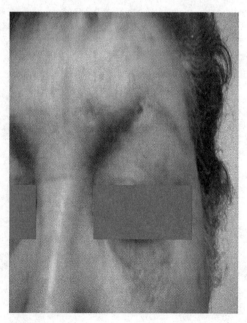

Después

Paciente 8

Con herpes zóster oftálmico. Se dieron 15 sesiones con alivio del dolor desde el segundo día de tratamiento.

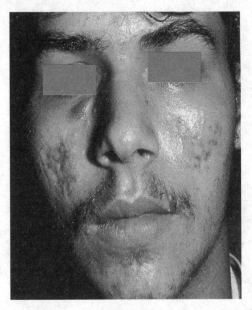

Antes

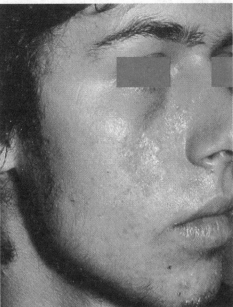

Después

Paciente 9

Acné grado IV. Quístico. Tratamiento con retinoides más láser por 15 días en dos ciclos.

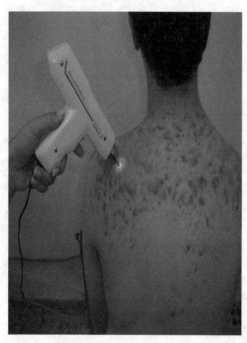

Antes

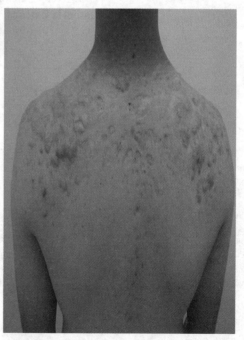

Después

Impreso en Monterrey, México
LA&GO Ediciones, S.A. de C.V.
Isabel la Católica No. 642 Col. Roma
C.P. 64700 Monterrey, N.L. México